AF326417

Deux Médecins Ordinaires

du Roi

à Mauriac

Au XVIIe siècle

PAR

le D^r DE RIBIER

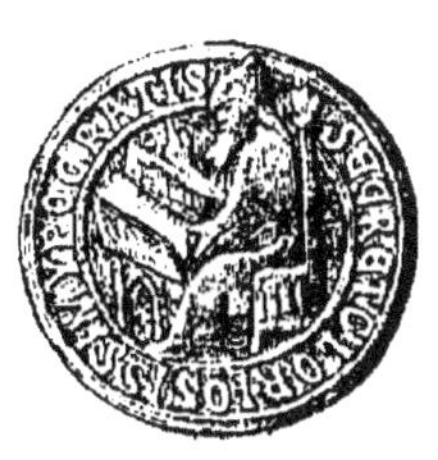

PARIS

HONORÉ CHAMPION

5, QUAI MALAQUAIS, 5

1912

Bibliothèque historique de la France Médicale

Bibliothèque historique de la « France Médicale »

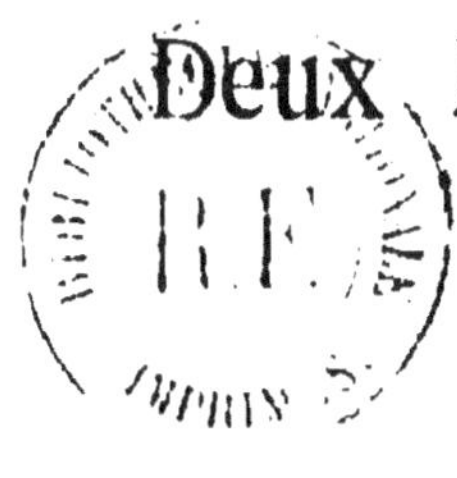

Deux Médecins Ordinaires du Roi à Mauriac

Au XVIIe siècle

PAR

le D^r DE RIBIER

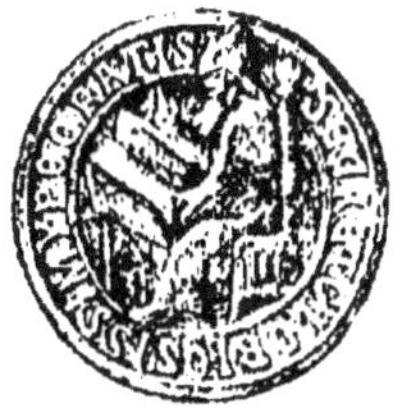

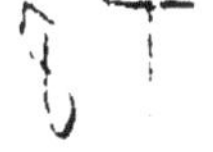

PARIS

HONORÉ CHAMPION

5, QUAI MALAQUAIS, 5

1912

Deux Médecins Ordinaires du Roi
à Mauriac au XVII° siècle.

———

L'édit du mois de février 1692, ayant créé héréditaire l'office de Conseiller du roi, médecin ordinaire de Sa Majesté, et l'arrêt du conseil du 3 mars 1693, ayant ordonné que cet office serait uni aux Corps des médecins existant déjà dans les villes afin que ceux-ci jouissent, en commun et à tour de rôle, des droits et émoluments y attachés, le corps des médecins de Mauriac décida de payer la finance dudit office.

Le 30 novembre 1694, Jean Lacoste et François Bonnefon, docteurs en médecine, représentant le corps des médecins des villes et faubourgs de Mauriac, versèrent la somme de deux cents livres entre les mains de Bertin, trésorier des revenus casuels, et durant neuf années, l'accord parfait semble avoir régné entre les deux titulaires ; mais quelques discordances étant survenues, ils passèrent, pour y mettre fin, un acte reçu le 6 mars 1705 par Mᵉ Lacoste, notaire à Mauriac. Aux termes de cette convention, il fut décidé qu'ils jouiraient alternativement, chacun une année, des privilèges portés par l'édit et la quittance de finance (1), et la bonne entente se maintint désormais entre les deux confrères.

---

(1) Voir le texte ci-après.

Jean Lacoste, docteur en médecine, naquit à Mauriac, le jeudi avant la fête de Saint-André, 1656, et fut baptisé, le 3 décembre suivant, il était le dixième enfant de *noble* Jean de Lacoste et d'Antoinette Desmaries et petit-fils de Michel de Lacoste, sieur de Vergnenegre, élu à Aurillac. Il appartenait à la bourgeoisie de la ville, car, dans la suite, on ne voit plus les membres de cette famille se qualifier nobles. Le 14 août 1687, il épousa à Mauriac, Antoinette Fontanges, âgée de treize ans, fille de François Fontange, marchand, et d'Anne Revel, sa femme, habitants du faubourg Saint-Mary, dont il eut entre autres enfants un fils appelé aussi Jean, qui devint notaire royal. Le docteur Lacoste mourut à Mauriac, le 14 juillet 1727, et fut enterré le lendemain dans l'église (1).

Le second de nos personnages, François Bonnefon (1650-1733), appartient à une famille vraiment médicale, originaire de Riom d'Auvergne, qui, du milieu du xvie siècle à la fin du xixe, a fourni cinq générations de médecins à la ville de Mauriac (2).

I. — Antoine Bonnefon, docteur en médecine, fils de Pierre et de Françoise del Betz, les premiers ancêtres fixés à Mauriac, épousa Antoinette de Talon. Le 25 juin 1593, il assista comme témoin au château de Charlus-Champagnac, au testament de Claude de Lévis, comte de Charlus, dont il était le médecin ordinaire (3).

II. — Elie de Bonnefon, docteur en médecine, son fils, naquit en 1585 ; de son mariage, contracté à Mauriac le 31 décembre 1610 avec Suzanne de Pomerie, vinrent onze enfants. Il mourut en 1644 et son acte de décès nous semble devoir être publié in extenso :

---

(1) Registres de catholicité de Mauriac (Cantal).

(2) La *Chronique de Mauriac*, par Montfort, p. 194, Paris, H. Champion, 1905.

(3) Dr de Ribier, *Charlus-Champagnac et ses Seigneurs*, p. 99, Paris, H. Champion, 1902.

« *Honorable homme Helye Bonnefon, docteur en*
« *médecine, âgé d'environ cinquante neuf ans, est*
« *décédé d'une inflame du polmont, tomba malade le*
« *dimanche matin de la quinquazésime et est décédé*
« *le lundy, au soir environ deux heures quinzieme*
« *febrier 1644 jour Saint Quinide, sa mort toute*
« *xtienne a estée regrettée par tous le péis et des*
« *Grands et par moy plus que tous pour avoir esté*
« *grand amy et au par dela croiance des hommes.*
« *Dieu lui face la miséricorde que j'attends pour*
« *moi, ainsi soit-il.* »

A la suite est écrit :

« *Fin des actes mortuaires qui ont été escripts*
« *par feu Mre Pierre Rocques, jadis curé de Mau-*
« *riac, et le meilleur ami du susdit monsieur Helye*
« *Bonnefon, docteur en médecine, la mort de qui*
« *causa indubitablement celle du Suyvant.* »

Suit l'acte de décès de vénérable personne M^re
Pierre Rocques, curé de Mauriac, âgé de 61, ans décédé
le jour de Pasques, 27 mars 1644.

III. — Son fils, Pierre de Bonnefon, docteur en médecine, naquit à Mauriac en 1619, et épousa, le 21 février 1647, Jeanne Granier, fille de Jehan et de Marie
Lavergne. Conjointement avec Guillaume Pomeyrol,
maître-chirurgien de la ville, il dressa le 22 juillet 1650,
le procès-verbal de vérification de reliques de saint
Paulin, transportées à Mauriac (2). Consul en 1652, il

---

(2) *Ce procès-verbal constate : « qu'il fut trouvé les os ensui-*
vans, qui furent vues de tous les témoins et vérifiés par les sieurs,
Bonnefon, médecin, et Pomeyrol, chirurgien : les os des cuisses,
jambes, bras et focilles, l'occipital, les deux machoires, l'apo-
phisme de l'os fémur, l'os coronal, la machoire supérieure, l'os
petreus, l'os claviculaire, l'omoplate, l'ischion, les os orbitaires,
les dents au nombre de vingt-quatre, les costes, les osseracns des
mains, vertèbres, et le restant du corps réduit en cendres, ou pe-
tites parcelles de la longueur d'un doigt, ou demy doigt. Et par-
mi le tout une fiole de verre, dans laquelle avait été mis le sang
du martyr. »

mourut le 7 février 1679, et fut inhumé le lendemain dans l'église de Mauriac. Sa veuve fit un legs de dix livres de rente à l'Hôtel-Dieu (1) et mourut le 29 juillet 1692, âgée de 69 ans ; elle repose aussi dans l'église. Ils avaient eu douze enfants, parmi lesquels :

IV. — François de Bonnefon, docteur en médecine, né à Mauriac, le 17 juillet 1650, marié le 24 novembre 1682, avec Marguerite de Cambefort, qui lui donna cinq enfants. C'est lui qui, avec Jean Lacoste, devint *Médecin ordinaire du Roi en la ville de Mauriac.* Il avait acquis en 1697, la seigneurie de Lavialle, avec tous ses droits féodaux, de Françoise-Valentine de Nozières-Montal, veuve d'Amable de Brugière du Rochin(2). Il mourut le 8 février 1733 et fut inhumé dans l'église de Mauriac ; sa veuve mourut l'année suivante, le 28 décembre 1734, et repose à ses côtés.

Voici son acte de décès :

« *Le 28 décembre 1734 a été enterrée dans l'église paroissiale D^{lle} Marguerite Cambefort, veuve de Me François Bonnefon, vivant docteur en médecine, seigneur de Lavialle, de la présente ville ; la mère des pauvres, le miroir de patience, le modèle des [.....], la parfaite humilité et l'exemple de toutes les vertues, décédée le jour précédent d'une manière qui répondait à la sainteté de sa vie, et regrettée de tous, âgée de 85 ans environ. Fait en présence de monsieur Besse, docteur en médecine, et de Me Guillaume Pomeyrol, de la présente ville, qui ont signé avec nous.*

Pomeyrol. — Bresse. — Fontanges, vicaire. »

V. — Enfin cette belle série de médecins mauriacois

---

(1) Cet acte reçu Lacoste, notaire, le 8 juillet 1695 (*Minutes de l'Étude Pebrel, à Mauriac.*)

(2) Cet acte passé au château de Valens, par Lacoste, notaire. (*Minutes de l'Étude Pebrel, à Mauriac.*)

est clôturée par le docteur Gabriel-Emile Bonnefon (1) bis-arrière-petit-fils du précédent, né à Mauriac, le 26 ventôse an VIII, du mariage de Joseph-François-Marie, inspecteur des forêts et de Marie-Anne Ronnat, qui avait épousé Catherine-Marie-Anne Offroy-Durieu. Chevalier de la légion d'Honneur en 1864 et chevalier de Saint-Grégoire-le-Grand en 1865, le docteur Bonnefon est mort à Mauriac, le 22 janvier 1866.

QUITTANCE DES REVENUS CASUELS DU ROY SIX SOLS HUIT DENIERS (2).

GÉNÉRALITÉ DE *Riom*
Médecins Royaux

J'ai receu de *Jean la Coste et de François Bonnefond docteur en médecine représentant le corps* des Médecins des Ville et Fauxbourgs de *Mauriac* et des lieux dépendans de la Communauté des Chirurgiens de ladite Ville, la somme de Deux-Cent livres pour la finance de l'Office de Conseiller du Roy, Médecin Ordinaire de Sa Majesté dans l'étendue desdits lieux, créé hereditaire par Edit du mois de Fevrier 1692, ordonné estre uny au Corps des Médecins d'icelle, par Arrest du Conseil du *3 mars 1693*. Pour jouir par lesdits Médecins en commun dudit Office de Médecin Royal, et en partager les droits et émolumens entr'eux, ainsi qu'ils aviseront

----

(1) La famille Bonnefon, dont le nom primitif était *de Bonnefon* (*de Bono Fonte*), avait négligé par intermittence la particule qui avait même disparu complètement de son état-civil depuis la Révolution. Un jugement du tribunal civil de Mauriac, du premier août 1885, la lui a restituée. Ses armes sont : *d'azur, à une fontaine jaillissante d'argent.*

(2) Original en parchemin en notre possession.

Ce faisant, assister chacun à leur tour alternativement d'année à autre, ou de deux en deux ans comme bon leur semblera, aux examens et receptions des Aspirans à l'Art de Chirurgie, Sages-Femmes, et autres cas esquels la presence des Médecins est nécessaire, mesme aux visites et rapports des blessez, tuez, noyez, mutilez, soupçonnez d'empoisonnement, mort violente, et autres cas, examiner et enregistrer les titres des Médecins qui s'établirons cy-après dans lesdites Villes, Fauxbourgs et dépendances de *Mauriac* presider aux assemblées desdits Medecins, garder les Titres et Registres de l'Agregation, et jouir des mesmes droits et fonctions, dont jouissent les Medecins appellez aux Rapports dans la Ville de Paris. Et outre ce, pour jouir par celuy d'entre eux qui sera nommé pour exercer ledit Office du titre et qualité de Conseiller Medecin Ordinaire de Sa Majesté, et de l'exemption de toutes Commissions de Syndic, de Communauté, de Collecte des Tailles, et autres impositions de Tutelle, Curatelle, Sequestre, Guet et Garde et de tous logemens de Gens de Guerre, François et Etrangers, pendant le temps qu'il exercera ledit Office, conformément audit Edit, et aux Arrests du Conseil des 16 Février, 22 Avril, 2 Septembre, 25 Novembre, et 2 Décembre dernier, et dudit jour *3 mars 1693* sans que lesdits médecins soient tenus de prendre pour le present, ny pour l'avenir. aucunes Lettres de provisions, confirmation ny ratification. Fait à Paris, le *trentième* jour de *Novembre* mil six cens quatre-vingt-*quatorze*.

Quittance du Tresorier des Revenus Casuels de la somme de 11 l.

De l'Etat du *9 Mars 1694, art. 112.*

BERTIN.

Au dos est écrit :

Enregistrée au Controlle General des Finances par Nous écuyer Conseiller du Roy, Garde des Registres du Controlle General des Finances de France, Commis par Monseigneur Phelypeaux de Pontchartrain Conseiller Ordinaire du Doyen tous ses Conseils et au Conseil Royal, Controlleur General desdites Finances. A Paris le quatorzième jour de Janvier mil six cens quatre vingt quinze.

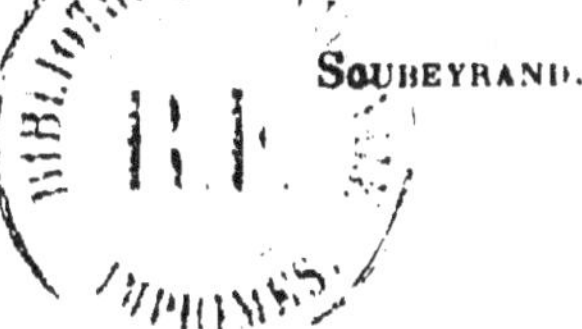

SOUBEYRAND.

Poitiers. — Imprimerie G. ROY, 7, rue Victor-Hugo.

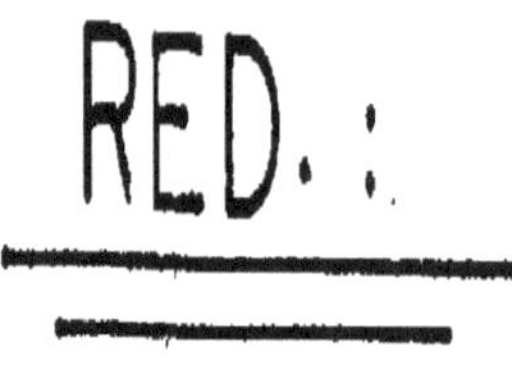

RED. :

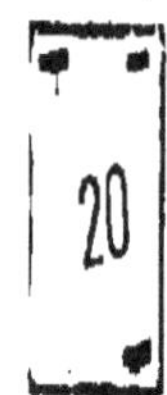

20

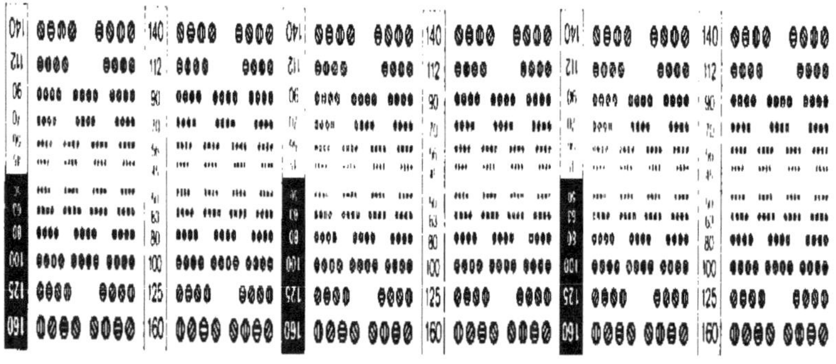

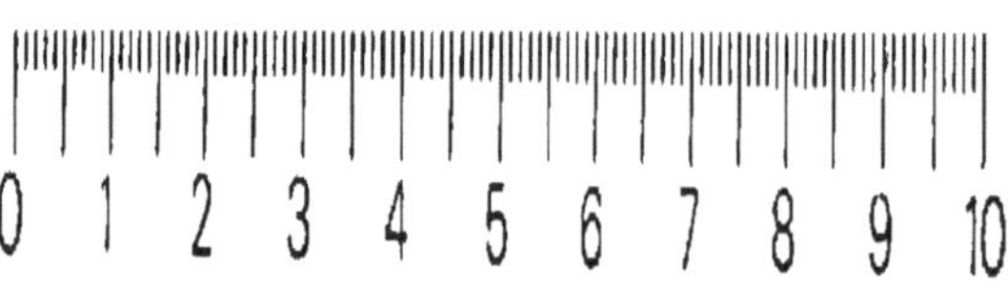

0 1 2 3 4 5 6 7 8 9 10

3.79 08.70
graphicom

MIRE ISO N° 1
NF Z 43-007
AFNOR
Cedex 7 - 92080 PARIS-LA-DÉFENSE

BIBLIOTHEQUE

NATIONALE

CHATEAU

de

SABLE

1992